ABUELITO Y LUCÍA

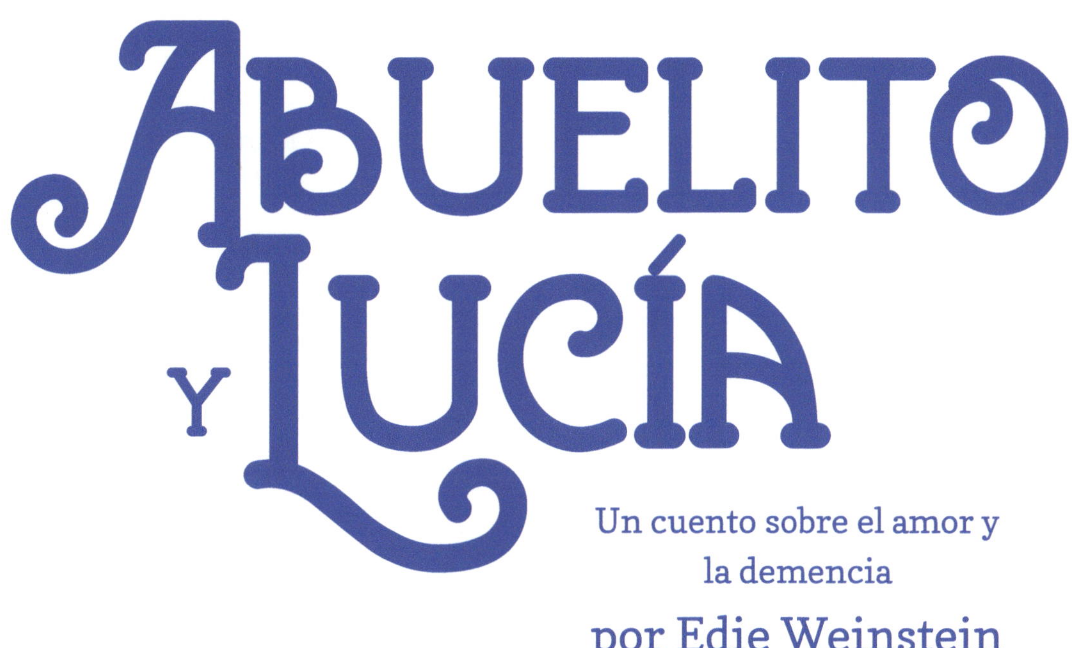

Un cuento sobre el amor y
la demencia

por Edie Weinstein

ILUSTRACIONES POR

Claire Aamodt • Adeleine Cooper • Will Hoppe
Ela Paske • Caroline Weier • Edie Weinstein • Shane Zenk

Inky Puppy Paws • Saint Paul, Minnesota • 2017

"Leer el libro de Edie Weinstein es la manera perfecta para que los niños aprendan más acerca de la demencia y de cómo amar y apoyar mejor a una persona a lo largo de este camino. La historia de El Abuelo y Lucy muestra que el enfocarse en las fortalezas y el crear momentos de felicidad con un significado importante y de propósito brinda gratificaciones duraderas para toda la familia."

— Terry R. Barclay, PhD, Neuropsychologist, HealthPartners Center for Memory and Aging, and Adjunct Associate Professor of Neurology, University of Minnesota

Composición Tipográfica/Diseño Gráfico por Kristin Smith
Revisión de contenido y coordinación de producción proporcionada por ACT on Alzheimer's

ISBN: 978-1-7270714-5-0
Library of Congress Control Number: 2019908581

Para preguntas, contacte a Inky Puppy Paws:
    Website: www.inkypuppypaws.com
    Facebook: www.facebook.com/inkypuppypaws
    Twitter: @InkyPuppyPaws
    Email: inkypuppypaws@gmail.com

Hecho en los Estados Unidos
10 9 8 7 6 5 4 3 2 1

AGRADECIMIENTOS

A la autora le gustaría agradecer a sus padres y a su familia por apoyar a las Niñas Exploradoras a través de este proyecto. Gracias también a Meghan Constantini y a St. Paul Neighborhoods ACT on Alzheimer's por su apoyo, por enseñarle a la autora sobre la demencia y por ayudarle a cumplir esta meta. Ofrece agradecimientos especiales a la Dra. Martha Palomino-Tovar, Centro Tyrone Guzman, Francie Cutter-Sullivan y Nicole Basile por ayudar con esta traducción.

Gracias a Ethical Leaders in Action por financiar el proyecto y a Davanni's Pizza por brindarnos un espacio de trabajo durante todo el verano. Finalmente, gracias al equipo de ilustradores por hacer de este libro una realidad. Ustedes han invertido mucho tiempo y esfuerzo para hacerlo hermoso.

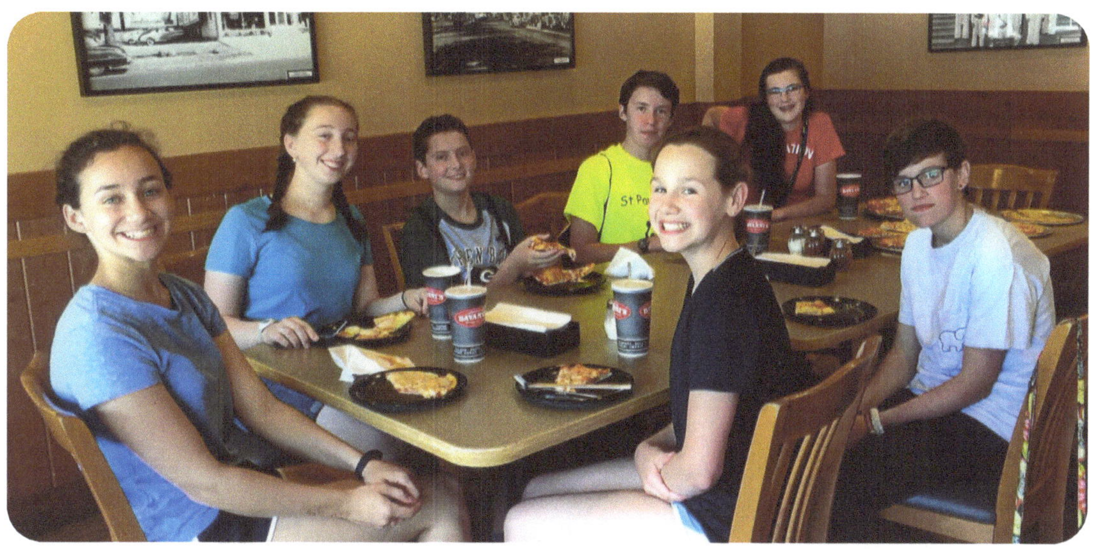

En esta foto están los ilustradores. Ellos han sido amigos desde su graduación en el Nativity of Our Lord School en St. Paul, MN. Empezando por el lado izquierdo de la mesa: Ela Paske, Edie Weinstein, Shane Zenk, Will Hoppe, Caroline Weier, Adeleine Cooper y Claire Aamodt.

Para todas las personas en el
mundo afectadas por demencia

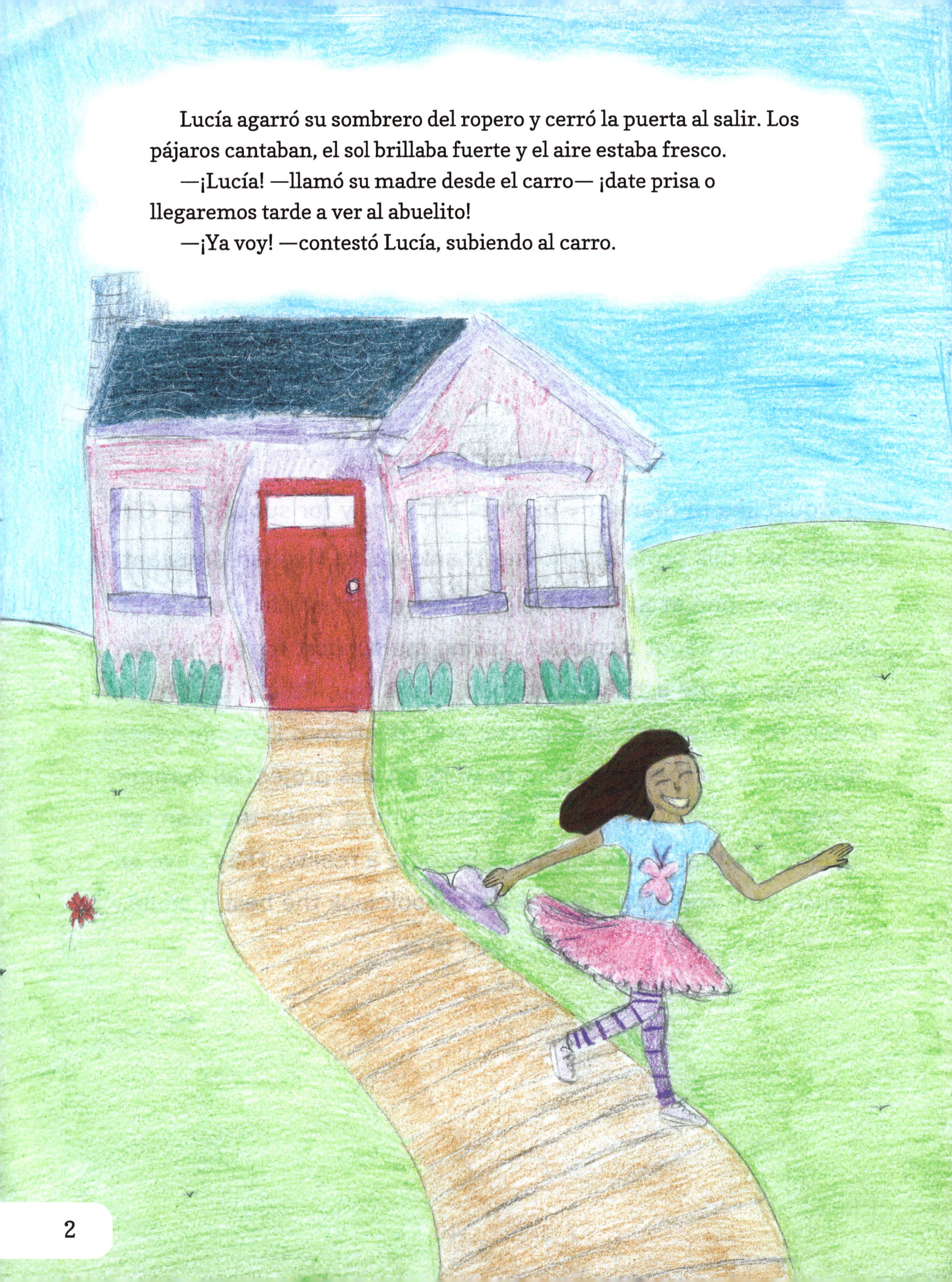

Lucía agarró su sombrero del ropero y cerró la puerta al salir. Los pájaros cantaban, el sol brillaba fuerte y el aire estaba fresco.

—¡Lucía! —llamó su madre desde el carro— ¡date prisa o llegaremos tarde a ver al abuelito!

—¡Ya voy! —contestó Lucía, subiendo al carro.

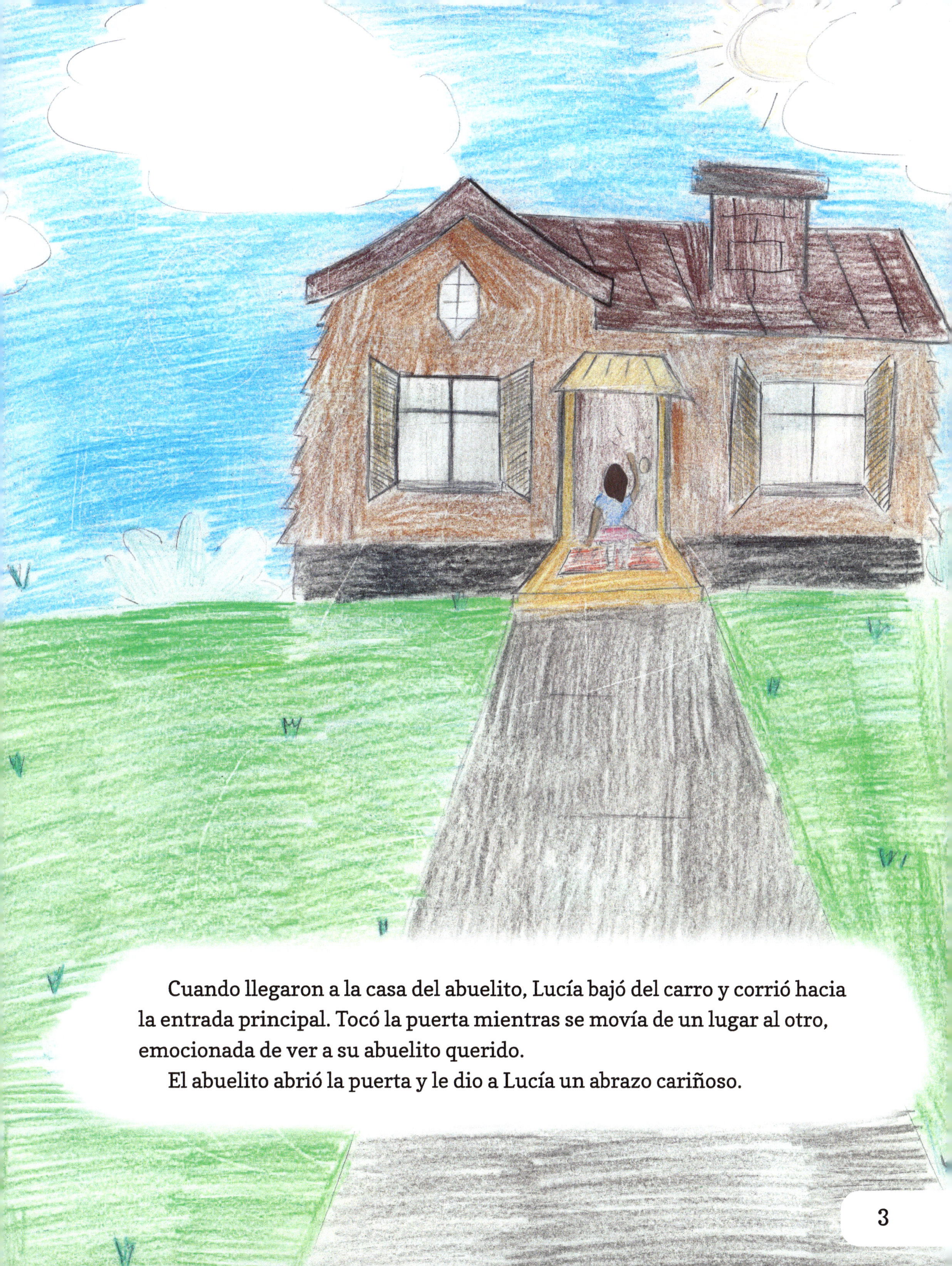

Cuando llegaron a la casa del abuelito, Lucía bajó del carro y corrió hacia la entrada principal. Tocó la puerta mientras se movía de un lugar al otro, emocionada de ver a su abuelito querido.

El abuelito abrió la puerta y le dio a Lucía un abrazo cariñoso.

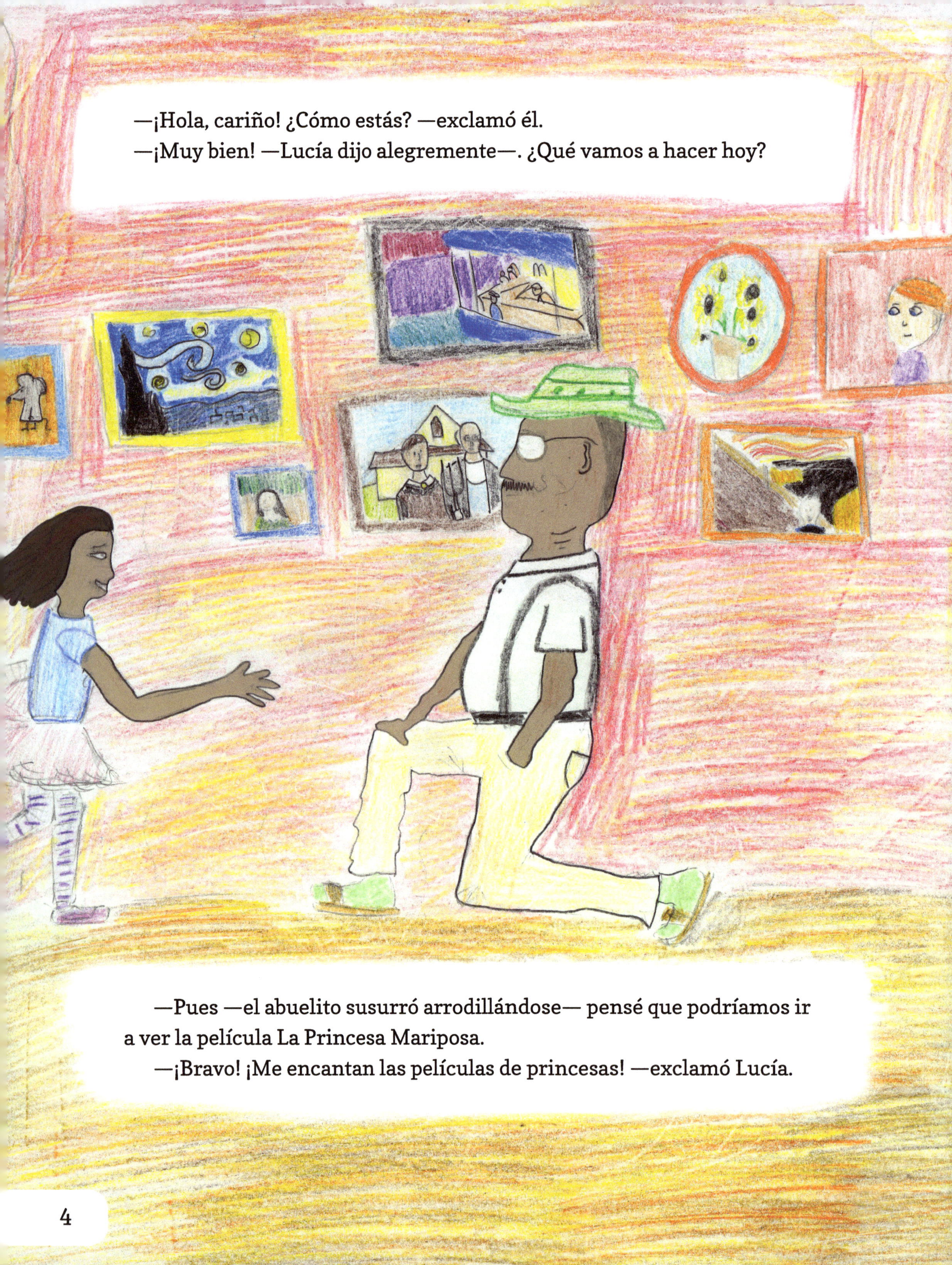

—¡Hola, cariño! ¿Cómo estás? —exclamó él.

—¡Muy bien! —Lucía dijo alegremente—. ¿Qué vamos a hacer hoy?

—Pues —el abuelito susurró arrodillándose— pensé que podríamos ir a ver la película La Princesa Mariposa.

—¡Bravo! ¡Me encantan las películas de princesas! —exclamó Lucía.

Eran las cuatro de la tarde cuando llegaron al cine, pero no había nadie ahí.

—¿Dónde están todos? —preguntó Lucía.

—Seguro que llegarán pronto —dijo el abuelito—. Recuerdo que la película comienza a las 4:45. Estoy seguro.

Mamá levantó las cejas—. ¿Estás seguro? Déjame ver los boletos.

El abuelito buscó en sus bolsillos pero no encontró nada. Lucía bajó la cabeza desilusionada.

—Ay, seguro que los puse en otro lugar —dijo el abuelito—. No hay problema. Podemos caminar de regreso a la casa, recoger los boletos y regresar a tiempo para ver la película.

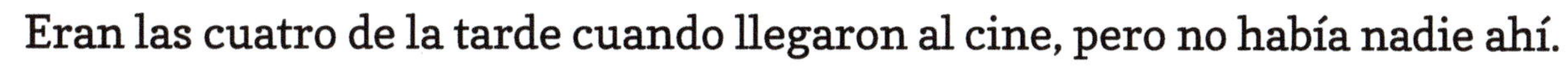

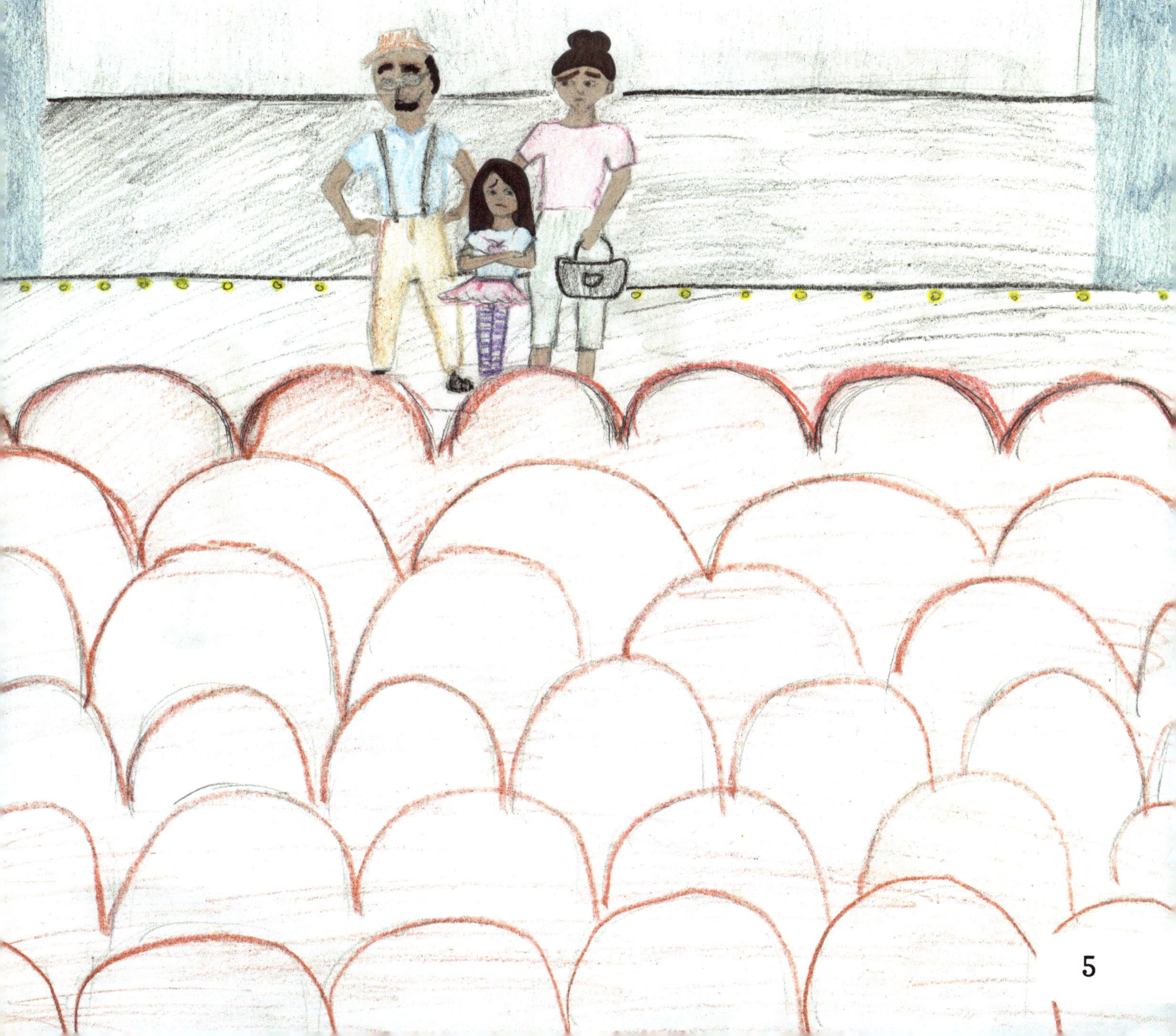

Lucía y su madre buscaron por toda la casa antes de encontrar los boletos arrugados debajo del sofá.

—Pero abuelito —Lucía murmuró— estos boletos dicen que la película fue ayer a las 2:30.

El abuelito se dirigió hacia Lucía—. No, Miranda. Estos boletos son para hoy a las 4:00.

—Me llamo Lucía —le dijo ella.

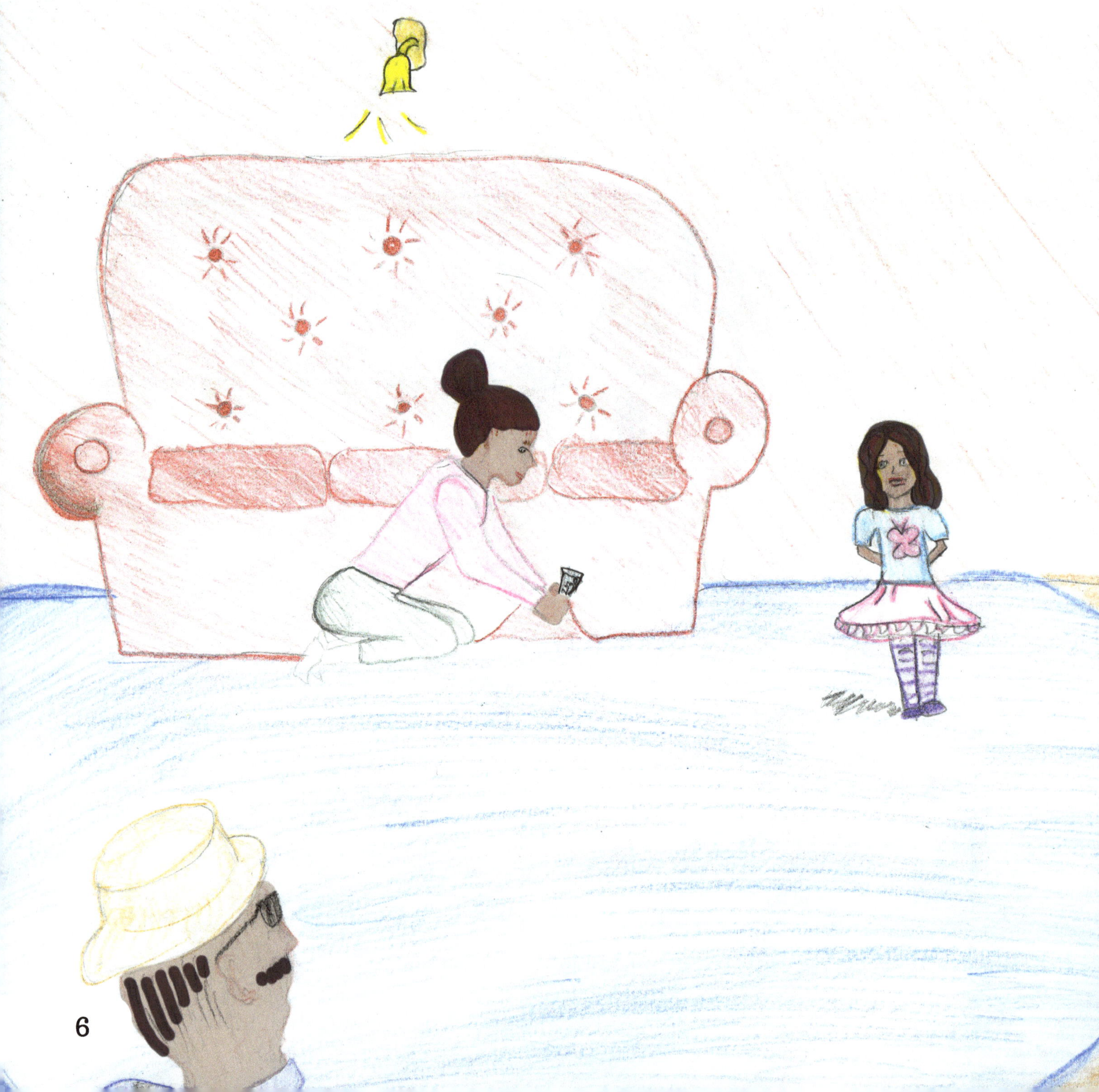

La cara del abuelito se enrojeció, y gritó— ¿Crees que no sé tu nombre?
Lucía retrocedió con temor.

—¡El que haya perdido estos boletos tontos y que me haya confundido con la hora de la película no significa que puedas ser irrespetuosa conmigo!

Lucía se quedó sin habla. El abuelito jamás le había gritado. Lucía suspiró y se secó los ojos.

Lucía y su mamá se marcharon rápidamente. Lucía se puso a llorar tan pronto como se sentó en el carro.

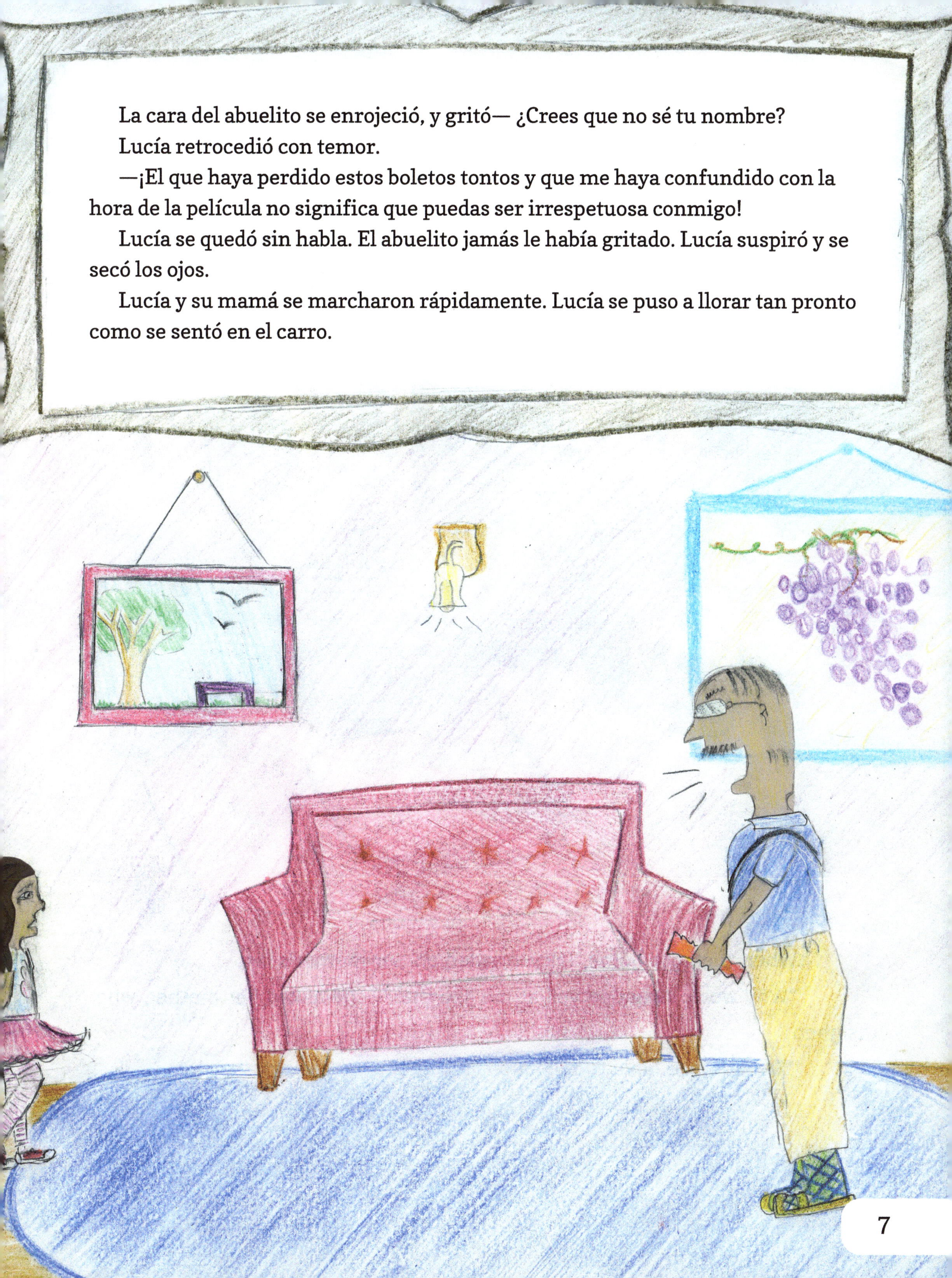

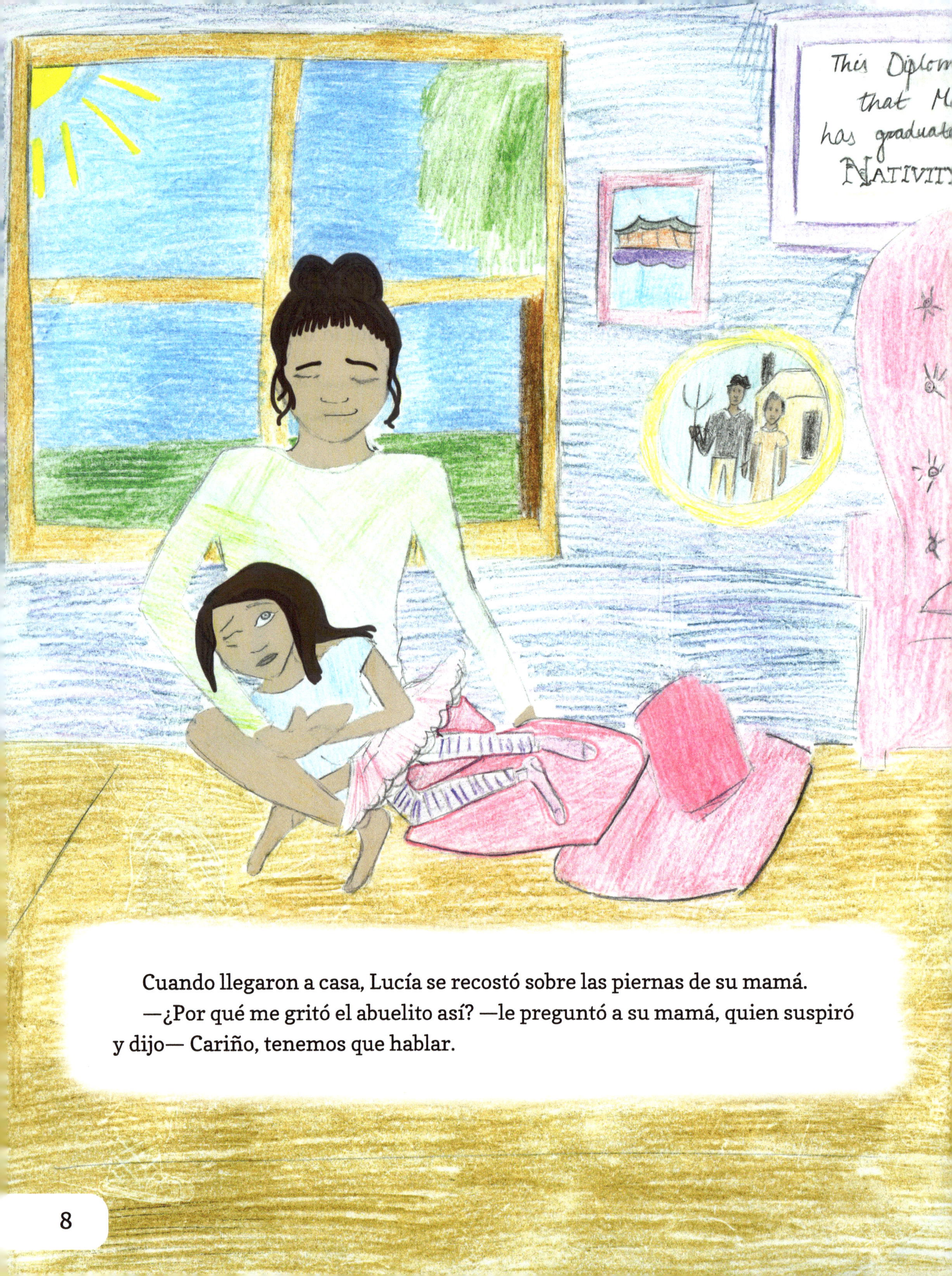

Cuando llegaron a casa, Lucía se recostó sobre las piernas de su mamá.
—¿Por qué me gritó el abuelito así? —le preguntó a su mamá, quien suspiró y dijo— Cariño, tenemos que hablar.

—Tu abuelito tiene un tipo de demencia que se conoce como la enfermedad de Alzheimer —dijo mamá—. Esta causa que ciertas partes del cerebro dejen de recordar las cosas como son.

—Pero entonces, ¿por qué me gritó el abuelito? —Lucía preguntó, aún confundida.

—Tal vez se avergüenza de que se le haya olvidado la hora de la película. Quizá eso lo puso de mal humor —contestó mamá.

—Bueno, ¿pero cómo se le pudo haber olvidado? Él todavía recuerda todas las historias de cuando él estaba en el ejército. Él me contó una en el carro —Lucía le recordó a su mamá.

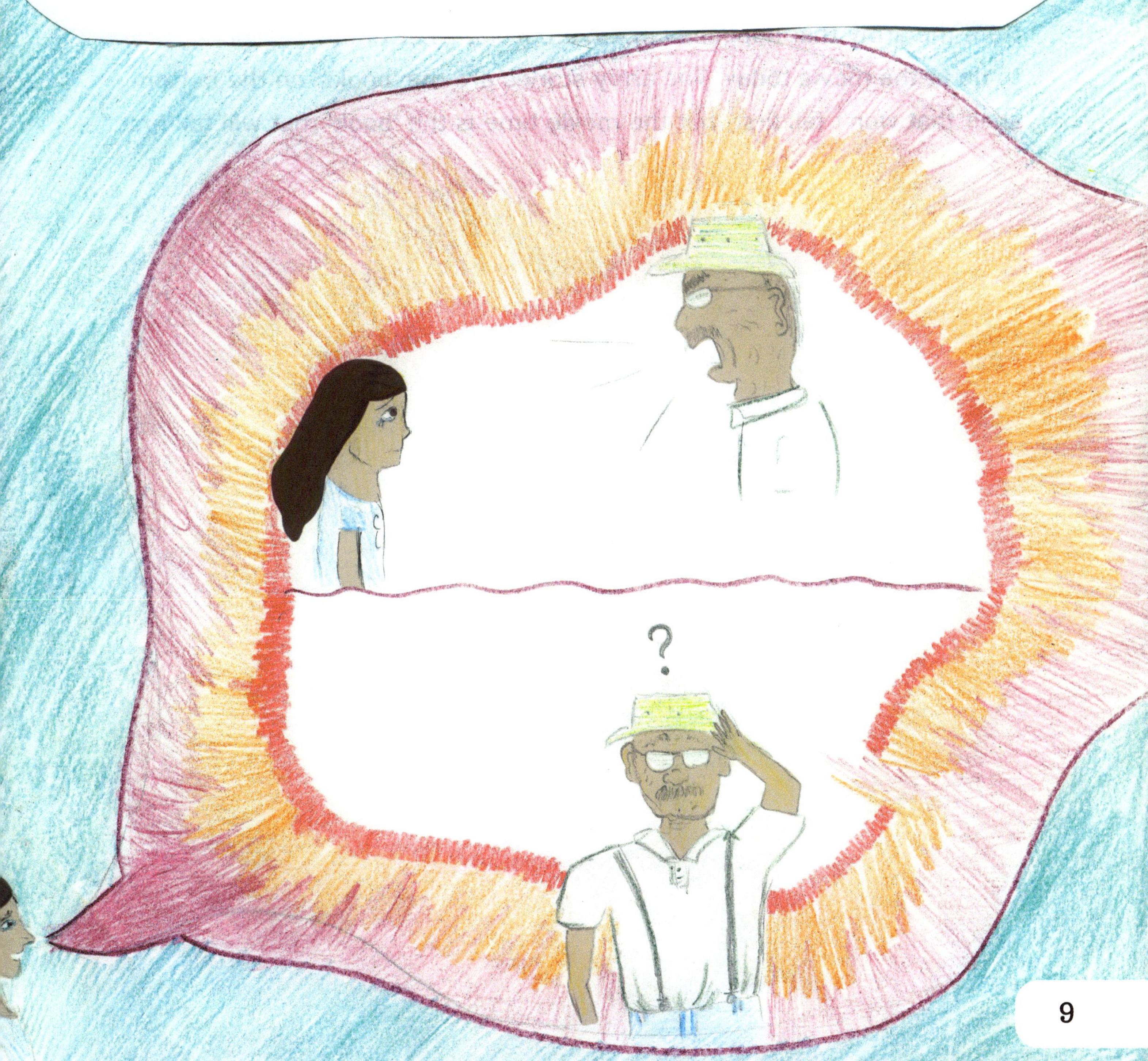

—Imagínatelo así. El cerebro del abuelito se parece a un librero en donde cada memoria es un libro. Todas las memorias viejas, como las del ejército y las de su niñez, están en la parte de abajo mientras que las nuevas, como la hora de la película o lo que desayunó hoy, están en la parte de arriba. Si alguien grande y fuerte agitara el estante, ¿cuáles libros caerían? ¿Los de arriba o los de abajo?

—¡Los de arriba! —exclamó Lucía.

—¡Exactamente! —dijo mamá—. Por eso es que él te puede contar una historia de 1970 sobre el ejército, pero no puede recordar la hora de la película de hoy. Las historias del ejército pertenecen a los libros viejos que se encuentran en la parte más baja y más estable del librero, pero la hora de la película es el libro que se encuentra más alto y por eso es el que cae primero.

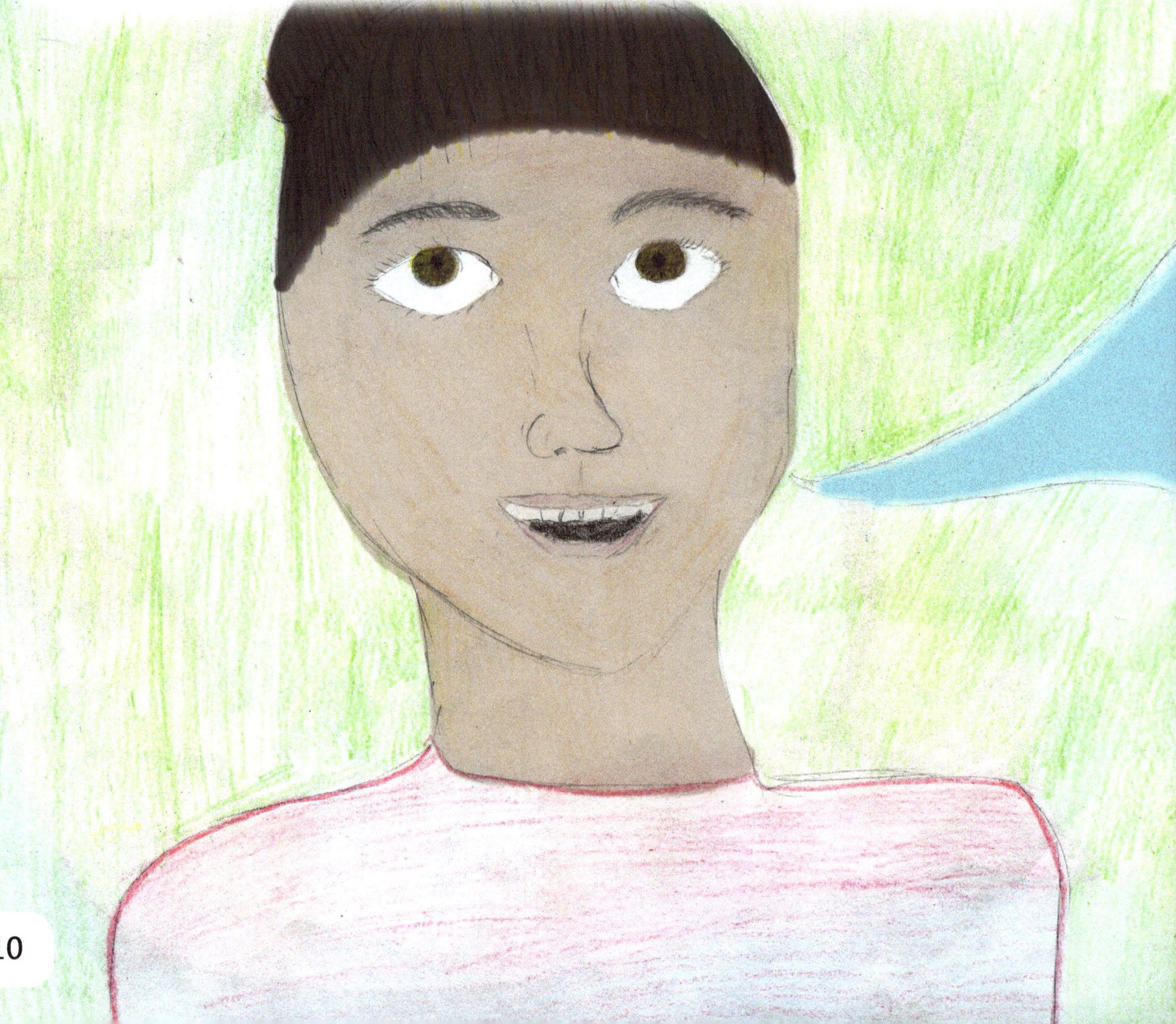

Home
Lucy
Retirement
60's
40's
50's
30's
20's
Army
Teens
Childhood

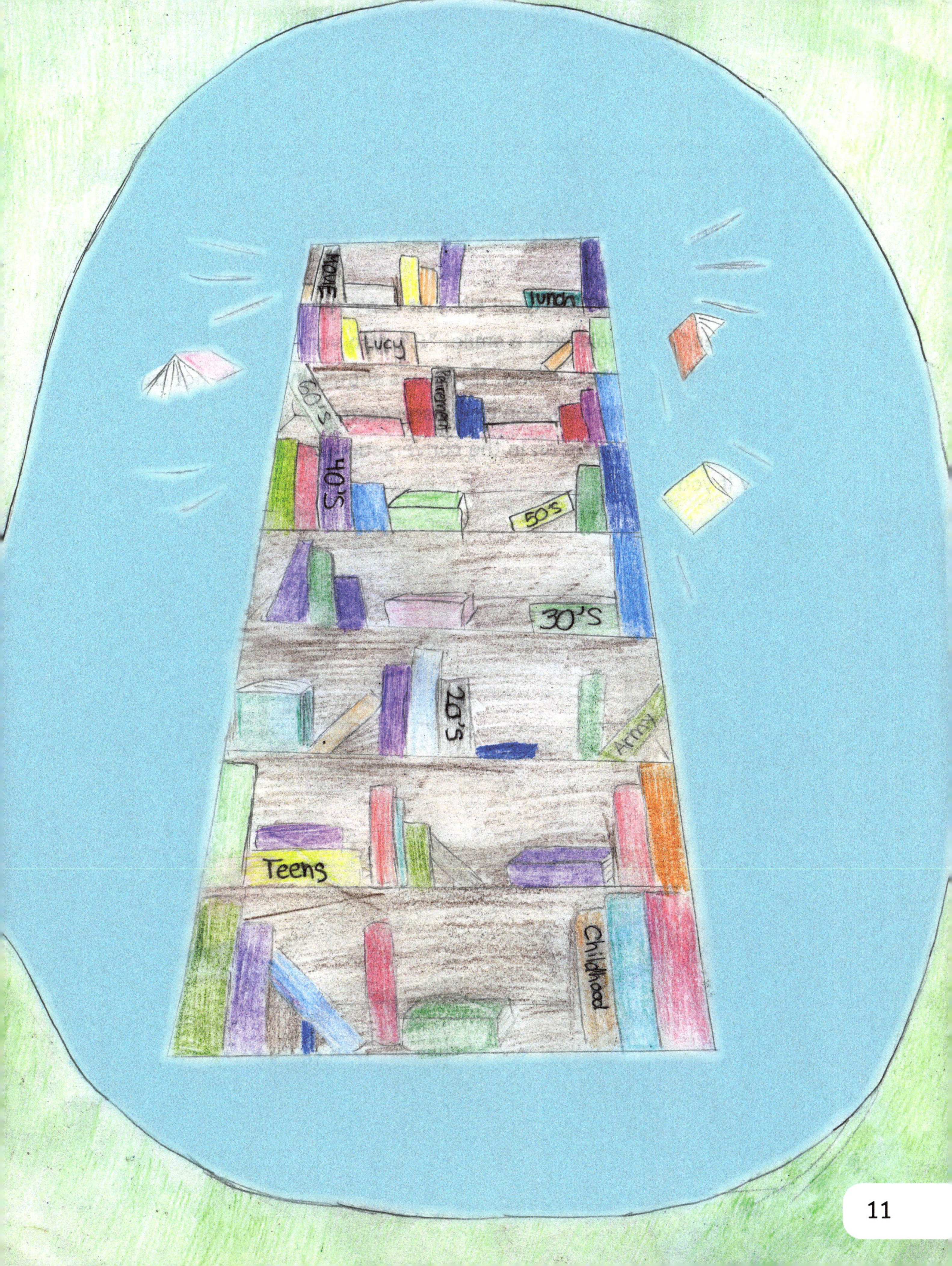

11

Todos los eventos del día comenzaron a tener sentido para Lucía, pero había algo que todavía no podía entender.

—Pero, mamá, ¿por qué me llamó Miranda? ¡Ese es tu nombre! Eso me puso triste. ¿No me quiere lo suficiente como para saber mi nombre?

—Lucía, ¡claro que te quiere! Solo que él no puede recordar detalles como nombres y horas —dijo mamá con una sonrisa—. También es importante que trates de no corregir al abuelito cuando él se equivoca. Si dice algo que no es cierto, simplemente sonríe y trata de ser respetuosa. Y si él te llama Miranda, solo sigue con la conversación. Pídele otra historia de cuando él estaba en el ejército, si prefieres.

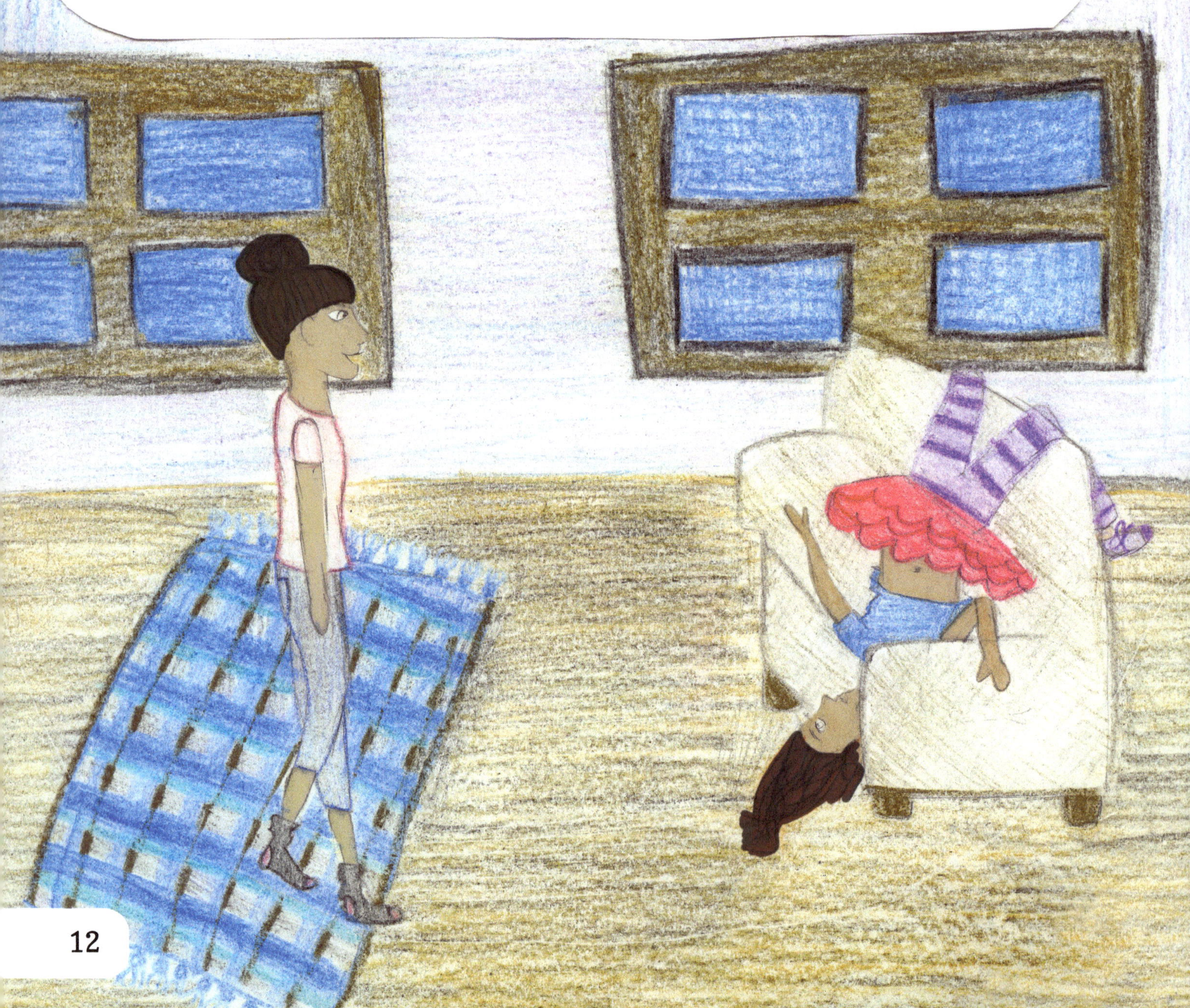

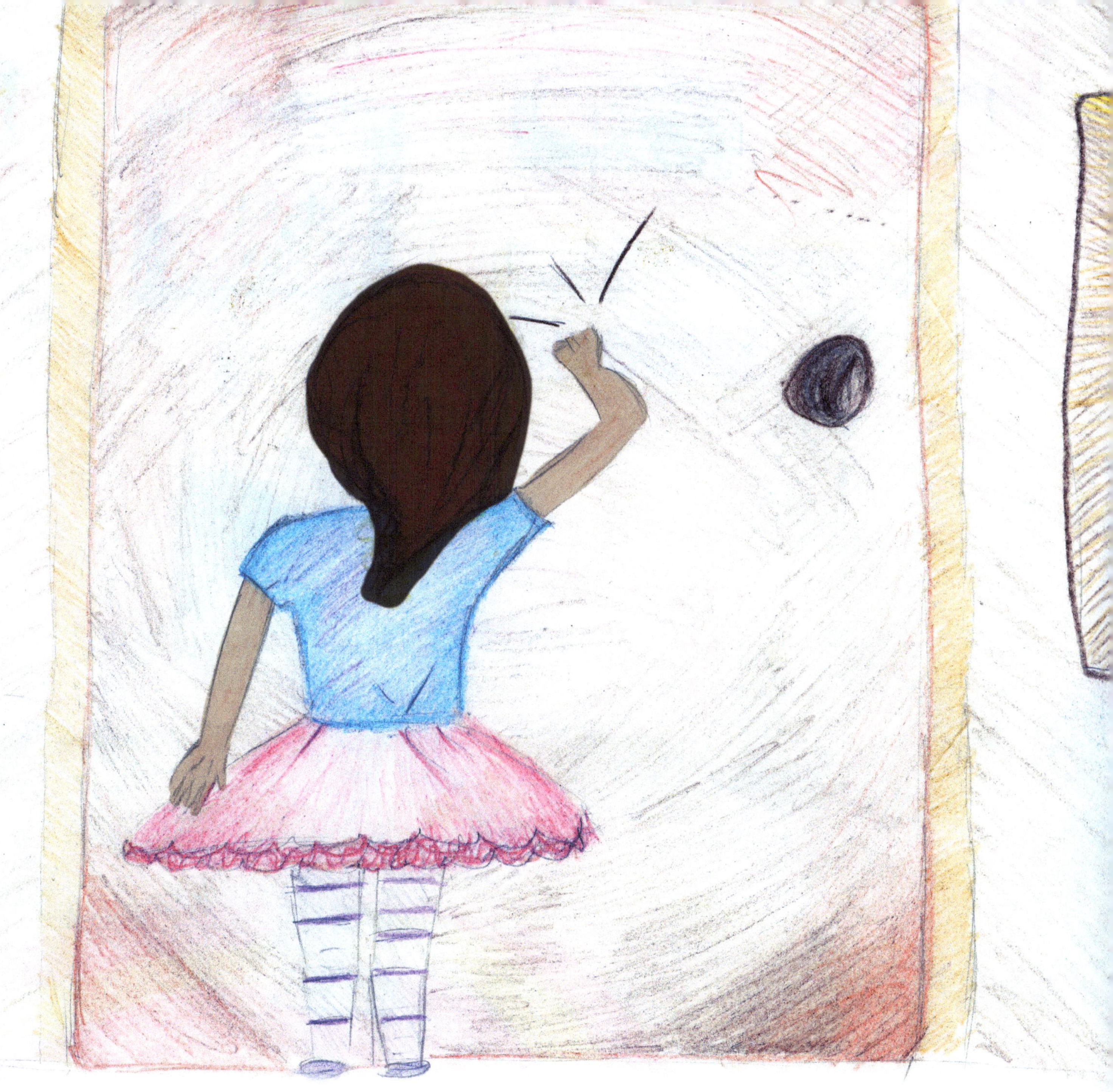

Al día siguiente Lucía regresó a la casa del abuelito. Caminó nerviosa hasta la entrada principal y dudó antes de tocar la puerta. Mirando una vez más a su mamá que le sonreía, finalmente tocó la puerta.

La puerta se abrió una vez más, y Lucía se encontró en el aire, abrazada por su abuelito.

—¿Cómo está mi chiquita Miranda? —preguntó el abuelito mientras le acariciaba el pelo.

Lucía respiró profundamente y dijo— ¡Traje actividades divertidas para hacer hoy!

Mamá le pasó la bolsa llena de actividades para mostrarle al abuelito.

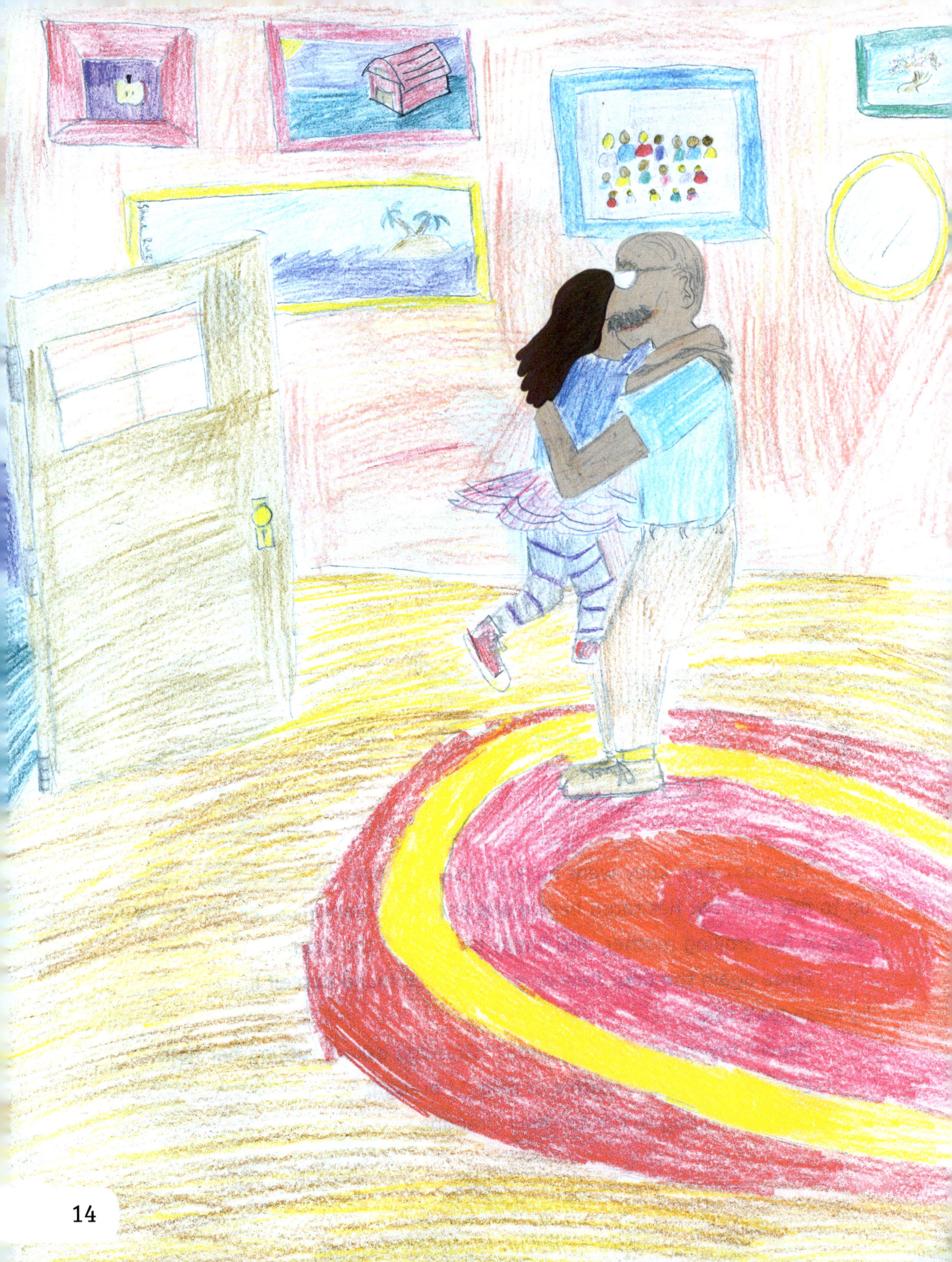

Al entrar a la sala, Lucía tomó de su bolsa un álbum viejo de fotos y recordó lo que su mamá le había dicho: "Es buena idea mostrarle fotos de su niñez. Esto le hará recordar momentos sobre los que ustedes dos pueden conversar".

Lucía comenzó a dar vuelta a las páginas. Cuando encontró la foto de una casa en blanco y negro, el abuelito sonrió.

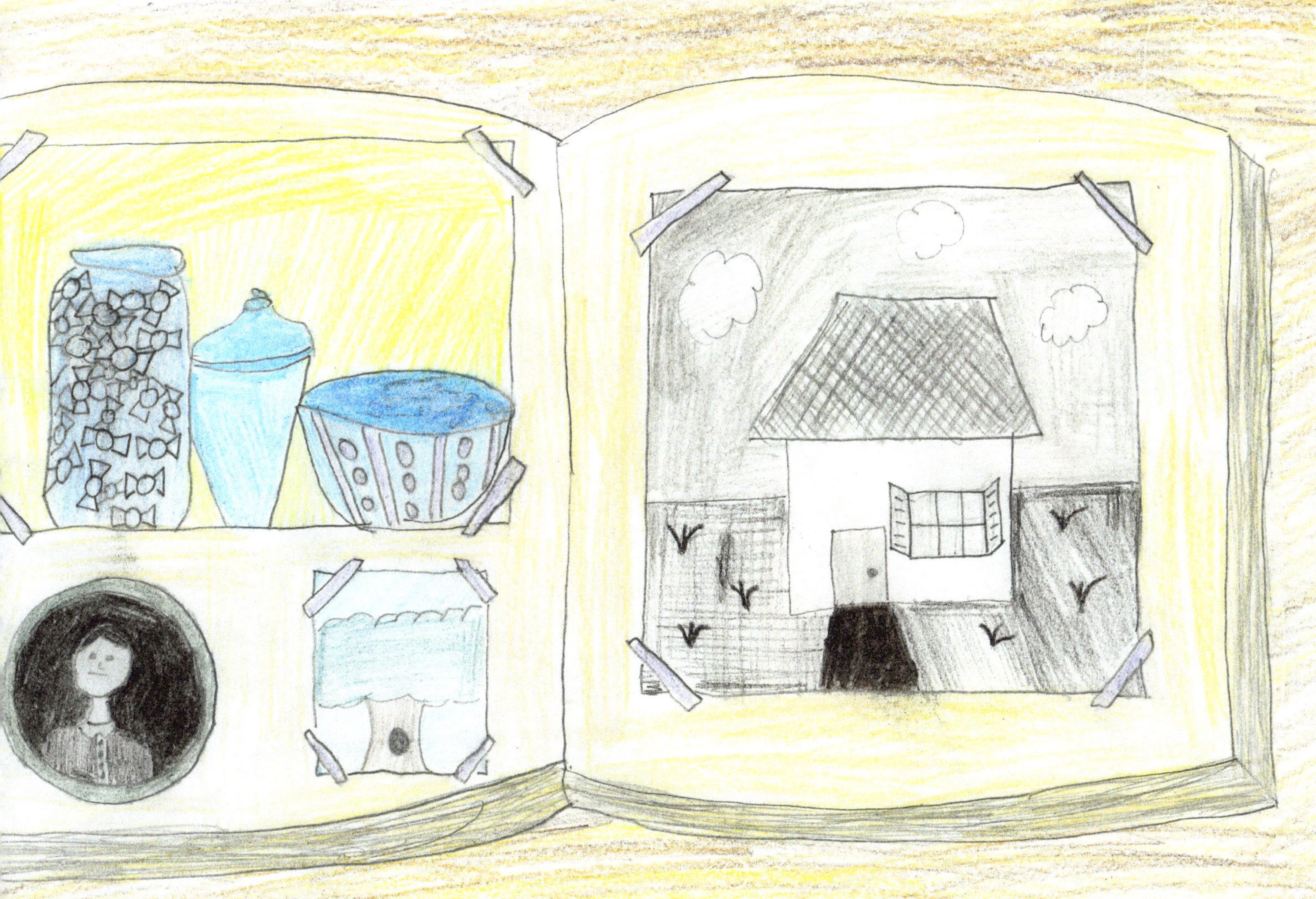

—¡Esa era la casa de mi tía! —exclamó el abuelito—. En la repisa sobre la chimenea había un frasco lleno de dulces azules... —El abuelito le contó a Lucía todo sobre su tía.

Lucía escuchó la historia con una gran sonrisa.

Después de mirar muchas fotos y escuchar las historias divertidas que las acompañaban, Lucía sacó de su bolsa un reproductor de música y un disco que su mamá le había ayudado a copiar.

Encendió el reproductor, y la música de Vicente Fernández se escuchó por toda la sala. Inmediatamente el abuelito se paró al escucharla y comenzó a bailar con Lucía. Una risita se escapó de Lucía mientras su abuelito la giraba alrededor de la sala.

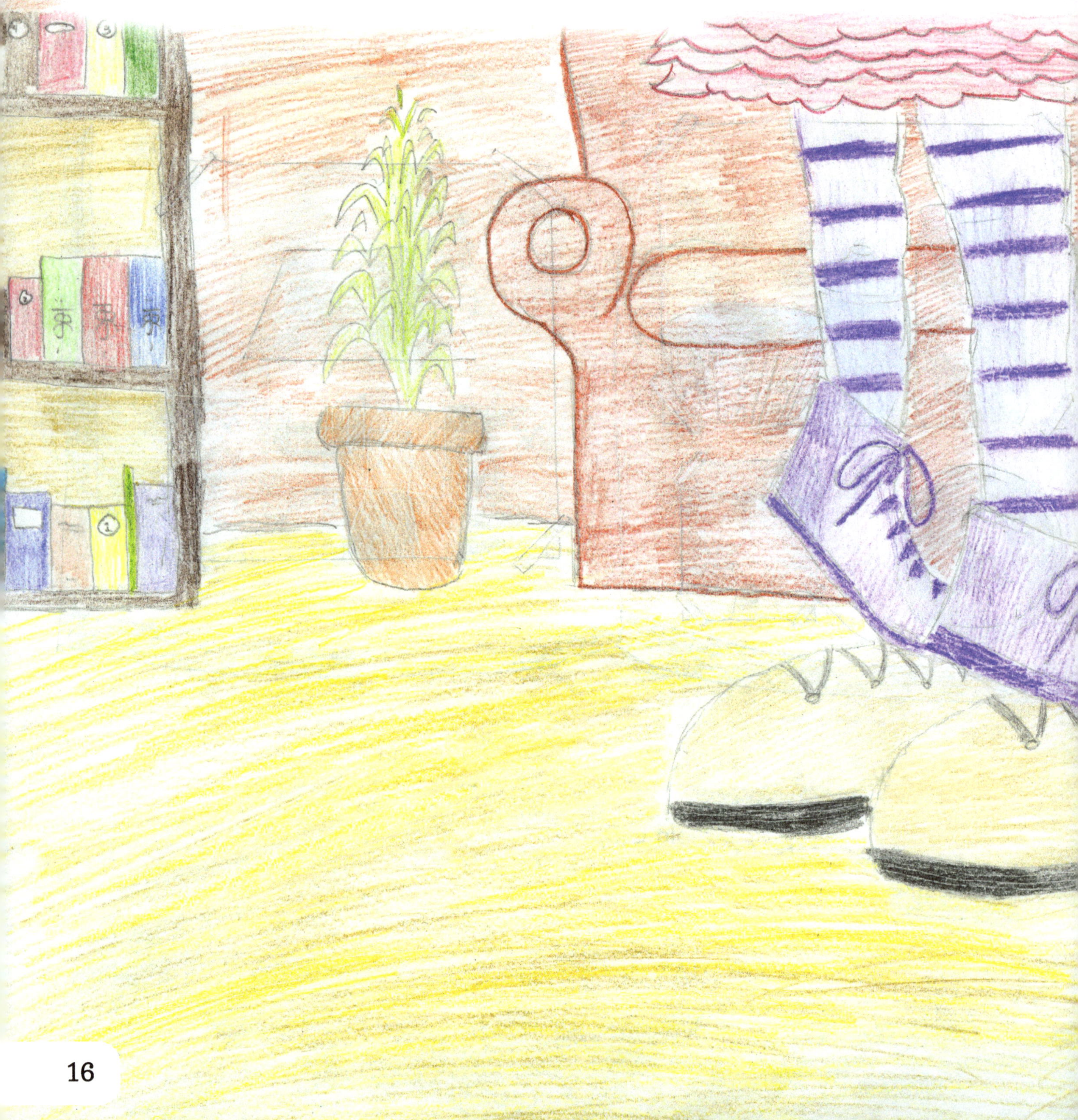

Lucía recordó lo que había dicho su mamá: "La música de su juventud le traerá más memorias. Simplemente tócale un poco de Vicente Fernández".

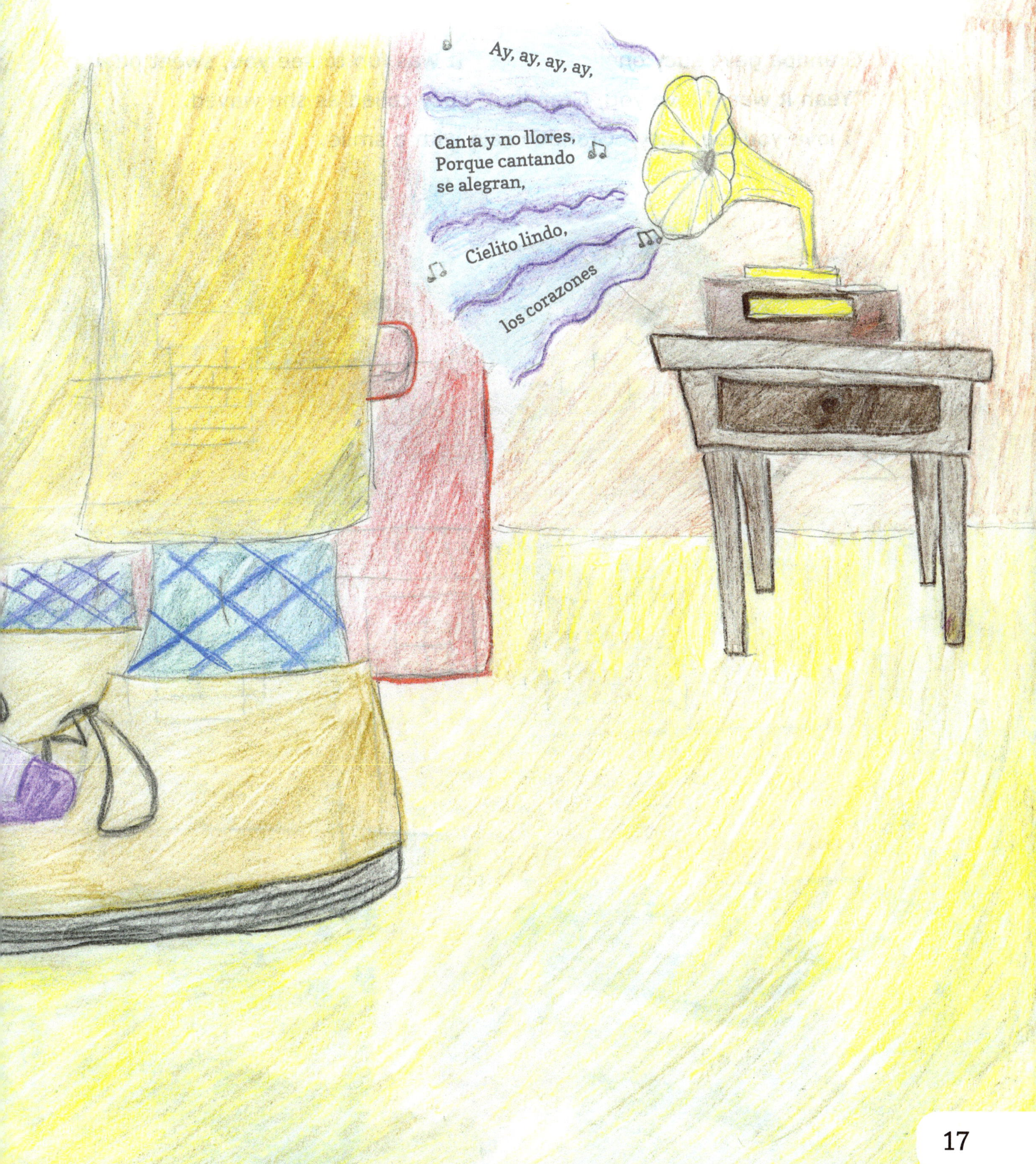

Lucía y su abuelito jugaron con todas las actividades en la bolsa. Armaron rompecabezas, escucharon música de años atrás y hablaron de la vida extraordinaria del abuelito hasta que llegó la hora de irse.

El abuelito le dio a Lucía un abrazo más—. ¡Cómo nos divertimos, mi pequeña!

—Es cierto —dijo Lucía diciendo adiós con su manita—. ¡Te quiero, abuelito!

—Yo también te quiero, Lucía —dijo el abuelito con una sonrisa.

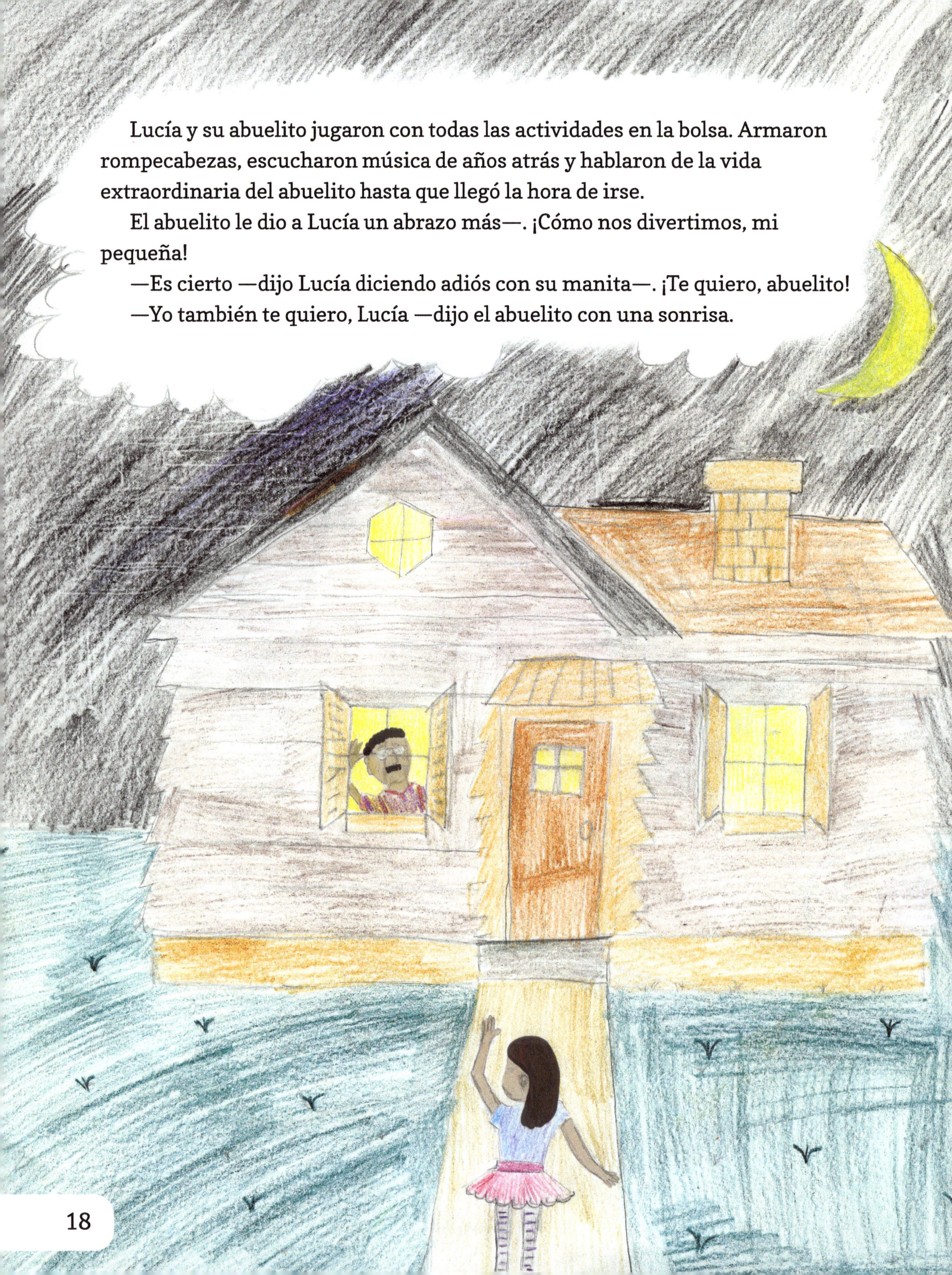

EPÍLOGO

Muchos niños tienen familiares o amigos que viven con demencia, tal como el abuelito de Lucía. La enfermedad de Alzheimer es un tipo de demencia que afecta el cerebro y hace difícil recordar memorias recientes. La demencia también puede causar que una persona repita las mismas cosas o que se comporte de manera distinta a lo usual. Puede parecer extraño cuando amigos o parientes olvidan cosas o se comportan de manera diferente, pero aun así existen muchas formas de continuar relacionándonos con ellos.

Lucía usó varias actividades para mantener una conexión con su abuelito y aprender más sobre él. Mirar fotos y escuchar canciones antiguas con tus amigos o familia también puede ayudar a conocerlos mejor. Armar rompecabezas, leer libros o ir de paseo son actividades divertidas y apropiadas para alguien con demencia.

Si alguien con demencia dice algo que no es cierto, es mejor cambiar de tema o incluso seguirles la corriente en vez de mostrarles que han cometido un error. Las personas con demencia no necesariamente recuerdan que tienen un problema con su memoria y corregirlos puede lastimar sus sentimientos. A veces la demencia puede cambiar la manera en que las personas se sienten o se comportan y discutir con ellos no ayuda. Generalmente hiere sus sentimientos y empeora las cosas.

Lo más importante al relacionarse con personas que tienen demencia es hacer el mejor esfuerzo para ser amable y continuar pasando tiempo con ellos. ¡Probablemente aprendas algo que no sabías sobre ellos! Muchos abuelos tienen historias interesantes que tal vez no habías escuchado.

Sobre todo, pásala bien con la persona amada, y continúa aprendiendo sobre el mundo alrededor de ti.

Cinco Mensajes Claves

- La demencia no es una parte normal al envejecer.
- Varias enfermedades del cerebro causan la demencia. La más común es el Alzheimer.
- La demencia no solo se trata de tener problemas de la memoria. También afecta el pensamiento, la comunicación, y la habilidad de hacer tareas cotidianas.
- Es posible tener una buena calidad de vida aun con un diagnóstico de demencia.
- Una persona es más que la enfermedad de la demencia. Las personas con esta enfermedad son una parte integral de la comunidad.

Fuente

La información en este libro sobre la demencia, incluyendo la historia sobre el librero, se tomó de una sesión informativa de Dementia Friends (Amigos de la Demencia). Dementia Friends Minnesota es una iniciativa de ACT on Alzheimer's.

Aprende más visitando www.ACTonALZ.org.

Contribuyendo a la Comunidad

Una parte de las ganancias de la venta de este libro serán usadas para apoyar la educación y difusión de la información acerca de la enfermedad de Alzheimer.

Write